GUIDE DU PRATICIEN

DANS L'ADMINISTRATION DES

VAPEURS D'ÉTHER

POUR OBTENIR L'INSENSIBILITÉ

PENDANT LES OPÉRATIONS CHIRURGICALES

PAR

M. DELABARRE FILS,

Chirurgien-Dentiste de l'hôpital des Enfants-Trouvés et Orphelins, auteur de plusieurs Mémoires sur le redressement des Dents mal rangées et sur la dentition des enfants, etc., etc.

PRIX : 1 FR. 50 CENT.

PARIS,

Chez l'Auteur, rue de la Paix, 14, et chez les principaux Libraires et Fabricants d'Instruments de Chirurgie.

1847

GUIDE DU PRATICIEN

DANS L'ADMINISTRATION DES

VAPEURS D'ÉTHER.

GUIDE DU PRATICIEN

DANS L'ADMINISTRATION DES

VAPEURS D'ÉTHER

POUR OBTENIR L'INSENSIBILITÉ

PENDANT LES OPÉRATIONS CHIRURGICALES,

PAR

M. DELABARRE FILS,

Chirurgien-Dentiste de l'hôpital des Enfants-Trouvés et Orphelins, auteur de plusieurs Mémoires sur le redressement des Dents mal rangées et sur la dentition des enfants, etc., etc.

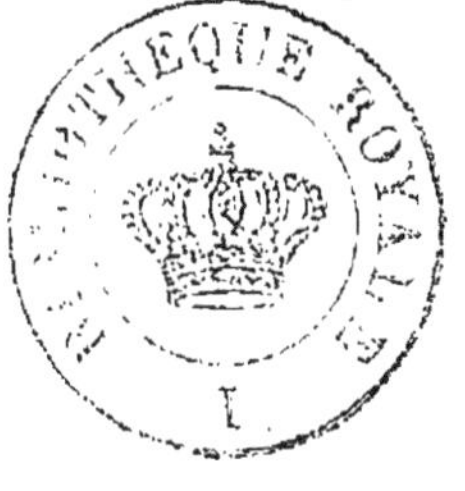

PRIX : 1 FR. 50 CENT.

PARIS,

Chez l'Auteur, rue de la Paix, 14, et chez les principaux Libraires et Fabricants d'Instruments de Chirurgie.

1847

GUIDE DU PRATICIEN

DANS L'ADMINISTRATION DES

VAPEURS D'ÉTHER.

De l'insensibilité par l'inspiration des vapeurs d'éther.

De toutes les découvertes qui, dans les sciences, attestent la marche progressive de l'esprit humain, il en est une surtout qui, depuis quelque temps, semble préoccuper vivement l'attention publique, et est appelée, par sa nature même, à jouer le rôle le plus important dans les diverses opérations chirurgicales. On devine facilement qu'il s'agit ici de l'anéantissement, de la cessation de toute sensibilité par l'inspiration des vapeurs de l'éther.

Les diverses questions, que soulève cet important procédé, sont en ce moment l'objet des recherches et des méditations des hommes les plus éminents dans la science. Il est donc de la plus haute importance d'attendre le résultat de leurs travaux, pour asseoir une opinion sur l'action réelle de ce fluide sur l'économie, les accidents qu'il peut déterminer, les limites dans lesquelles son emploi devra être restreint, le mode enfin d'administration le plus commode et le plus efficace.

Mais comme ce résultat peut encore longtemps se faire attendre, et que, du reste, une foule de praticiens distingués comptent déjà de beaux succès, soit dans le service des hôpitaux, soit en ville, j'ai pensé qu'on pourrait sans inconvénient continuer l'emploi de ce fluide. Pourquoi, en effet, refuser aux personnes qui viennent solliciter les secours de la chirurgie, les avantages immenses que présentent les inhalations des vapeurs d'éther, s'il est vrai, comme mes expériences ne me l'ont que trop démontré, qu'à l'aide de certains procédés et de certaines précautions, elles ne donnent jamais lieu à aucun accident consécutif?

Aussi, pénétré de cette vérité, devenue de jour en jour plus évidente, et sans vouloir rien préjuger des diverses questions soumises en ce moment à l'examen des corps savants, j'ai cru qu'il ne serait pas sans intérêt de donner aux praticiens :

1° Quelques renseignements importants sur l'administration des vapeurs de l'éther ;

2° Un exposé rapide des précautions à prendre pour en faciliter le succès ;

3° Quelques détails sur la combinaison de certaines pièces qui composent les appareils à éthérisation, et le meilleur mode de les faire fonctionner ;

4° L'indication, enfin, des diverses conditions dans lesquelles doivent se trouver les malades soumis à l'influence de ce fluide, et des différentes opérations de chirurgie dentaire rendues plus faciles par son emploi.

Tel est le but que je me suis proposé en

rédigeant cette notice, résultat de mes travaux et de mes expériences sur l'éther.

De l'opportunité des inhalations d'éther.

Avant de décrire les diverses phases de l'éthérisation, je crois devoir présenter quelques observations importantes sur l'opportunité de son application. Je n'essaierai pas de discuter ici : 1°, si on peut sans danger et indistinctement soumettre tous les individus aux influences de l'éther; 2°, si ce procédé, par exemple, serait sans inconvénients sur des personnes prédisposées à l'apoplexie, à l'épilepsie, ou affectées de maladies nerveuses bien caractérisées. Ce sont autant de questions que le temps seul et l'expérience sont appelés à résoudre.

Mais s'il me semble toujours prudent de prendre en considération l'état de santé du malade, et la nature de sa constitution, je dois déclarer que depuis quelque temps j'ai éthérisé des personnes de tout âge et de tempéraments très différents, sans qu'il en soit résulté le moindre accident. Toutefois, il m'a paru nécessaire de ne soumettre les malades à l'éthérisation que longtemps après qu'ils auront mangé; car j'ai toujours remarqué que, dans le cas contraire, les inspirations sont plus pénibles, l'insensibilité plus difficile à acquérir, et des vomissements presque toujours occasionnés par suite de l'éthérisation. J'ai pu me convaincre également, par expérience, que la température de l'appartement dans lequel doit avoir lieu l'opération ne saurait être une chose indifférente. Elle devra donc toujours varier entre douze et quinze degrés. J'ajouterai, enfin, que l'irritation et les violents accès de toux que les vapeurs d'éther provoquent chez les personnes affectées de bronchite, peuvent dans ce cas en contre-indiquer l'emploi.

Des moyens de reconnaître l'insensibilité.

Le moyen le plus généralement adopté consiste à pincer le malade : il faut éviter, néanmoins, de faire cette épreuve sans nécessité, car elle tient son imagination en éveil, change le cours de ses rêveries et peut prolonger l'opération. Par la même raison, le silence le plus complet doit être observé autour de lui.

De quelques précautions indispensables.

Il ne saurait être indifférent de faire

prendre au malade telle ou telle position : les vapeurs d'éther déterminant toujours, en effet, une sécrétion considérable de salive, et la formation de mucosités abondantes, on comprend facilement que si la tête du malade est renversée en arrière, il peut se manifester les accidents les plus graves de suffocation. Il faut donc le maintenir dans une position perpendiculaire, et lui recommander d'avaler sa salive autant que possible.

Par ce simple aperçu, on voit qu'il ne suffit pas, pour éthériser convenablement, de posséder un appareil plus ou moins parfait, mais qu'il est encore nécessaire d'observer certaines régles sans lesquelles on pourra toujours s'exposer à des insuccès.

De la combinaison de certaines pièces d'appareils à éthérisation.

Les appareils qui ont été tour à tour proposés, varient pour la plupart de forme, de modèle et de disposition : j'attache peu d'importance à leur ensemble, car ils sont tous construits d'après une même idée, un même principe ; c'est-à-dire qu'ils sont disposés de manière à faire passer à volonté, dans un réservoir contenant de l'éther, un courant d'air qui, chargé des vapeurs de ce fluide, s'engage dans un tube élastique : à l'extrémité de ce tube se trouve adaptée une embouchure exactement moulée sur l'orifice de la bouche. Nos lecteurs pourront en trouver la description dans tous les journaux scientifiques, et chez tous les fabricants d'instruments de chirurgie.

Mais, si l'ensemble de ces appareils ne laisse rien à désirer, certains détails méritent cependant de fixer l'attention du praticien.

C'est ainsi, que le robinet à triple effet, dont le docteur Doyère a donné la description dans le numéro de la *Presse* du 13 février, a pour effet d'éviter à l'avenir les accès de toux et de suffocation reprochés dans le principe à ce procédé.

A l'aide de ce perfectionnement, le malade respire d'abord de l'air entièrement pur, puis graduellement de l'air de plus en plus saturé de vapeurs éthérées, auquel il s'accoutume promptement, et qui ne tarde pas à le plonger dans la plus complète insensibilité, sans qu'il résulte pour lui le moindre danger.

Le tube élastique destiné à transmettre

l'air saturé d'éther devra offrir un diamètre de deux centimètres au moins : on comprend facilement les motifs de cette disposition.

Quant à l'embouchure, comme elle ne saurait s'adapter exactement et indistinctement à toutes les bouches par les différences que celles-ci offrent dans leurs dispositions et leurs dimensions, j'ai cherché à faire disparaître cet inconvénient.

Le moyen que j'emploie est fort simple : il consiste à faire passer le tube d'aspiration par un trou pratiqué dans un linge, qui, ramené jusqu'à la partie convexe de l'embouchure, se trouve arrêté par le renflement qu'elle présente. Les deux bouts servent alors à fermer exactement toutes les ouvertures qui pourraient exister, et donner ainsi, pendant l'éthérisation, accès à l'air extérieur dans la cavité buccale.

Les soupapes d'aspiration et d'expiration doivent être aussi l'objet d'un examen tout particulier : il faut qu'elles soient parfaitement ajustées, et que les orifices auxquelles elles correspondent aient des dimensions convenables.

Car, si l'orifice qui correspond à la soupape d'expiration est trop étroit, par exemple, l'air expiré, éprouvant alors de la difficulté à sortir, sera repris en partie par une nouvelle inspiration, ce qui doit nuire conséquemment à l'opération.

Si, d'un autre côté, la soupape intérieure qui facilite l'introduction de l'éther dans les poumons, et se referme pendant l'expiration est mal ajustée, les produits de cette expiration, introduits de nouveau dans le réservoir, pourront compromettre le succès de l'éthérisation en altérant les vapeurs qui s'y trouvent en suspens.

Nous ne saurions ici trop recommander de changer souvent les éponges qu'on a coutume d'introduire dans le flacon, pour multiplier les surfaces d'évaporation. Il en sera de même pour l'éther, qu'un séjour trop prolongé dans l'appareil altère promptement, et qui ne doit être employé que parfaitement rectifié.

Ces explications nous ont paru indispensables pour prévenir les accidents qui sans ces sages précautions pourraient survenir, accidents légers, il est vrai, mais qu'il importe néanmoins d'éviter.

De la méthode à suivre pour pratiquer l'éthérisation.

Le malade devra être assis perpendiculairement sur un lit ou sur un siège commode, la tête légèrement inclinée en avant. Il devra se débarasser préalablement des mucosités qui pourraient obstruer les voies respiratoires, et s'étudier ensuite à faire dans l'embouchure qu'on lui appliquera sur la bouche des inspirations aussi régulières que possible. Cette étude est de la plus haute importance pour lui ; car, plus les inspirations sont régulières, et plus l'insensibilité se produit promptement.

Après s'être assuré qu'il remplit parfaitement ces conditions, ce qu'indiquera suffisamment le jeu de la soupape, on lui recommandera d'avaler sa salive à mesure qu'elle s'accumulera dans la bouche : la personne qui maintient l'embouchure lui comprimera alors les narines, soit avec les doigts, soit avec de petites pincettes ad hoc ; puis, sur un signe du chirurgien, l'aide ouvrira progressivement le robinet.

S'il se manifeste de la toux, ce qui peut arriver par l'excès de vapeurs à la fois, on devra en diminuer l'ouverture; puis insensiblement, et de manière à ne pas incommoder le malade, on donnera à cette ouverture le degré nécessaire pour faciliter l'expansion d'une quantité de vapeurs proportionnée à sa sensibilité.

Car j'ai toujours remarqué que, si la promptitude avec laquelle se produit la stupéfaction éthérée, dépend parfois des dispositions particulières du sujet, elle est, le plus généralement, le résultat de la plus ou moins grande quantité de vapeurs qu'on peut lui faire aspirer. Cette insensibilité doit toujours se produire entre deux et quinze minutes.

Ce laps de temps écoulé, si le malade n'est pas arrivé à l'état d'insensibilité, il faut en chercher la cause, soit dans la nature des éponges, soit dans l'altération de l'éther ou de quelqu'autre partie de l'appareil. Cette cause une fois trouvée, et le remède apporté, si on soumet de nouveau le même malade aux influences éthérées, l'insensibilité se déclare presqu'instantanément.

Je dois ici faire remarquer que les personnes déjà soumises une première fois à ce procédé, sont plus accessibles que d'autres à l'action des vapeurs éthérées. Serait-ce parce que leurs organes y sont déjà, pour ainsi dire, prédisposés? Ou bien, parce qu'elles ne redoutent plus un moyen qu'elles connaissent? C'est ce que je ne puis affirmer! mais ce n'en est pas moins un fait incontestable que tous les praticiens ont pu observer comme moi. En conséquence, il me semble toujours avantageux de pratiquer une éthérisation préparatoire sur les personnes qui devront subir des opérations chirurgicales importantes.

Des signes qui indiquent l'état d'insensibilité.

Ces signes sont les suivants :

Léger refroidissement de la peau, faible décoloration du visage, pouls filiforme, relâchement général des muscles, respiration moins forte et moins accélérée. Les malades deviennent insensibles à toute espèce d'épreuves ; ils s'affaissent sur eux-mêmes ; toutefois, chez les individus nerveux, les muscles conservent une certaine rigidité.

Cette insensibilité une fois constatée,

on peut commencer alors l'opération sans s'inquiéter des mouvements que font parfois les malades dans les premiers moments.

Rien n'est moins rare que de les voir alors remuer, crier ou se plaindre! Pourquoi? on ne le sait; les malades déclarant toujours à leur réveil n'avoir rien senti.

Si l'opération doit être de longue durée, l'embouchure sera maintenue, tout le temps, sur la bouche de l'opéré. On aura soin cependant de tourner le robinet, de façon que les vapeurs d'éther diminuant insensiblement d'intensité, l'air pur lui soit rendu peu à peu.

Si, au contraire, l'opération doit être courte, on pourra ôter cette embouchure en conservant les narines fermées, sans quoi le réveil aurait lieu instantanément, ce que j'ai pu observer plus d'une fois.

Des précautions à prendre pour hâter le retour de la sensibilité.

L'éthérisation terminée, le seul moyen de rendre les malades à leur état normal est de les exposer au grand air. Il ne faut pas néanmoins que la transition soit trop brusque ou trop rapide, car elle pourrait déterminer des nausées et des vomissements. On devra donc les laisser revenir à eux naturellement, tout en les mettant de plus en plus au contact de l'air.

Pour hâter le retour de la sensibilité, quelques praticiens ont proposé de faire prendre aux malades un peu de vin : je ne partage point leur avis ; car, si ce tonique peut être utile à quelques personnes d'un tempérament lymphatique, il indispose gravement les personnes nerveuses et irritables. En conséquence, mieux vaut n'en donner que dans quelques cas exceptionnels.

Importance de ce procédé : attaques dont il a été l'objet.

Par ce qui précède, on a pu juger de la simplicité, je dirai même de l'innocuité de ce procédé, l'un des plus utiles et des plus importants qui soient appelés à marquer dans l'histoire de la chirurgie moderne. Mais comme toutes les découvertes qui honorent l'esprit humain, il a rencontré dans la presse et au sein des Académies des partisans sincères, des détracteurs ardents et passionnés ! Cette scission en deux camps opposés, ces luttes incessantes, ces attaques vives et acharnées auxquelles a donné lieu cette découverte, l'une des plus belles de notre époque, n'ont rien là qui puisse nous surprendre. N'est-ce pas, en effet, l'histoire de tous les procédés nouveaux d'avoir pour adversaires ceux-là mêmes qui par leur position, leur talent, la nature de leurs travaux et de leurs occupations auraient peut-être dû les trouver, et cette autre classe de gens sans conviction, dont l'opposition à toute idée de progrès est tout à la fois un moyen de spéculation et une occasion de faire parler d'eux.

Nous devons toutefois le reconnaître, cette découverte a eu pour adversaire une troisième classe d'écrivains et de savants, à la sincérité desquels je me plais à rendre justice, mais qui, en cette circonstance, n'ont basé leur opinion que sur de vagues hypothèses et sur des raisonnements plus spécieux que solides. Si ces hommes aussi éclairés que consciencieux avaient pu assister à une série d'expériences, nul doute qu'ils seraient revenus de leur première erreur. Combien d'hommes éminents ne se sont-ils pas souvent égarés en suivant ainsi les trompeuses suggestions de l'esprit? Napoléon lui-même, ce génie aux vastes conceptions, ne riait-il pas de la puissance de la vapeur? et cependant tout le monde peut apprécier les incalculables avantages que l'industrie retire chaque jour de son emploi. Combien d'autres inventions qui dans les sciences et dans les arts honorent l'esprit humain, et que l'évidence seule a pu faire accepter?

Or, contre tant de faits aussi concluants que ceux qui nous viennent d'Angleterre et d'Amérique, en présence de tant de résultats constatés en France depuis deux mois, quelles raisons sérieuses pouvait-on alléguer ? D'abord, on a cherché à jeter l'effroi dans l'esprit du public en lui suggérant des craintes sans fondement ; puis, lorsque des faits nombreux sont venus renverser tout cet échafaudage péniblement amassé, on a invoqué alors l'immoralité du procédé, à cause de quelques crises hystériques provoquées chez certaines femmes par les inhalations de l'éther. Triste et futile objection dont il est bien facile de faire justice. En effet, sur quatre-vingt-dix-neuf personnes que j'ai éthérisées depuis dix-huit jours, et parmi lesquelles se trouvent plus de quatre-vingts femmes, je n'ai remarqué de crise hystérique plus ou moins prononcée que sur quatre, qui, certes, n'y ont attaché aucune importance. Et c'est avec de telles armes qu'on prétendrait combattre un procédé destiné à rendre l'homme insensible aux douleurs et aux tortures qui accompagnent les redoutables manœuvres de la chirurgie ! Cette découverte est d'un intérêt trop puissant, elle est trop féconde en résultats pour ne pas sortir victorieuse de la lutte!

Si quelques accidents se sont produits, à la vérité, on sait qu'ils ont été pour la plupart de nature fort peu inquiétante; et encore nous ont-ils paru le résultat de fausses manœuvres qu'explique du reste la nouveauté du procédé : aussi avons-nous tout lieu de croire qu'à l'aide de certaines précautions ces accidents ne se renouvelleront plus.

Utilité des applications d'éther pour les opérations de chirurgie dentaire.

On a trop dit et répété que les dentistes

ne devaient pas se servir de l'éther, pour que je ne croie pas utile d'entrer dans quelques détails à cet égard. J'admets volontiers que toute personne assez courageuse pour supporter la douleur que nécessite toujours l'extraction d'une dent, n'aura pas besoin de réclamer les bénéfices de l'éthérisation, car alors le courage tient lieu d'insensibilité. Mais dans le cas ou certains malades, comme j'en connais beaucoup, préféreraient souffrir des mois entiers, passer des nuits sans dormir, se priver enfin de tous les plaisirs plutôt que de subir cette opération, je le demande à tout être raisonnable, ne sera-ce pas ici le cas d'employer l'éthérisation.

Des opérations de chirurgie dentaire rendues plus faciles par l'insensibilité.

D'ailleurs, pour tout dentiste instruit, les opérations de chirurgie dentaire ne sauraient se réduire à la simple extraction d'une dent. Il en est beaucoup d'autres plus importantes et plus difficiles. Je pourrais citer ici plusieurs opérations pratiquées à l'aide de ce procédé, et qui toutes ont été couronnées du plus grand succès. Je me bornerai à rapporter les suivantes.

PREMIÈRE OBSERVATION.

La première qui avait été jugée impossible par un grand nombre de chirurgiens, a été pratiquée sur la nommée Eléonore, en service chez madame Cheffer, débitante de tabac, rue de la Corderie Saint-

Honoré, 3. Cette fille portait depuis quatre mois à la joue droite une tumeur énorme, entretenue par les racines d'une dent molaire dont la couronne avait été cassée. Le seul moyen de faire disparaître cette tumeur dépendait donc de l'extraction des racines, opération déja tentée à plusieurs reprises et toujours sans succès. Après avoir soumis la personne aux influences de l'éther, je pus introduire, entre les parois alvéolaires et les racines, une langue de carpe, puis par des pesées répétées, je parvins à les extraire.

Au bout de quatre jours, la tumeur avait presqu'entièrement disparu. La femme déclara n'avoir ressenti aucune douleur de cette opération que l'homme le plus courageux ne pourrait supporter de sang froid.

Depuis cette époque, j'ai renouvelé

plusieurs fois avec succès la même opération pour déterminer la guérison de fistules dentaires.

DEUXIÈME OBSERVATION.

La seconde opération a été pratiquée en une seule séance, sur une femme affectée de fongosités énormes aux gencives qui recouvraient toutes les dents, et auraient pu en déterminer la perte.

Sous l'influence des vapeurs éthérées, je détruisis en un instant toutes les fongosités avec un fer rougi à blanc; la malade n'a rien ressenti. Quelques gargarismes astringens ont suffi pour amener la guérison qui aurait exigé par la méthode ordinaire plus de deux mois de traitement et de soins.

J'ai éthérisé également plusieurs personnes chez lesquelles la carie avait noirci des dents antérieures qu'il s'agissait de remplacer par des dents factices à pivot.

Dans cet état d'insensibilité j'ai pu couper les dents noircies, brûler les nerfs qui se trouvaient dans l'intérieur des racines, sans que ces personnes aient rien éprouvé de ces opérations ordinairement si pénibles.

Il m'a été également facile de détruire par le même procédé, des nerfs dans des dents cariées, d'enlever des chairs très douloureuses qui gênaient la sortie des dents de sagesse.

Quels avantages, enfin, l'éthérisation ne doit-elle pas présenter dans les cas d'hydropisie du sinus maxillaire, lorsqu'il s'agit d'extraire la dernière molaire, et de pénétrer à travers le plancher alvéolaire, opération, comme on sait, toujours si pénible et douloureuse.

Je dois cependant le déclarer, ces opérations sont plus difficiles à pratiquer chez les personnes éthérisées, et nécessitent de la part du praticien une étude toute particulière.

Emploi de l'éthérisation sur les enfants.

Aidé des ressources que ma position comme dentiste des enfants me mettait à même de disposer, j'ai le premier tenté l'éthérisation sur des enfants. J'ai été assez heureux pour voir le succès couronner mes efforts ; en effet, sur dix-huit enfants soumis en moins de deux jours à ce procédé, aucun n'a éprouvé d'accidents qui puissent me faire regretter ce mode d'expérimentation. L'effet m'a paru seulement plus prompt et plus rapide sur eux que sur les grandes personnes ; depuis j'ai renouvelé la même opération et toujours avec le plus grand succès.

En présence de résultats aussi importants, il ne me reste rien à ajouter : je terminerai seulement par une réflexion. Pour effrayer sans doute ceux qui auraient envie de se faire extraire des dents, un dentiste que je ne nommerai pas, a osé avancer que rien ne serait plus dangereux que de pratiquer l'éthérisation pendant le sommeil éthéré, les dents pouvant alors tomber dans la gorge : or, il aurait du savoir, qu'en ôtant une dent en deux temps, en la luxant d'abord, puis en l'enlevant avec des pinces, aucun accident de cette nature n'était à redouter ; aussi est-ce un fait pour nous désormais jugé que dans les opérations de chirurgie dentaire, comme dans toutes celles qui intéressent de larges surfaces, l'emploi des inhalations d'éther est destiné à rendre les plus importants services.

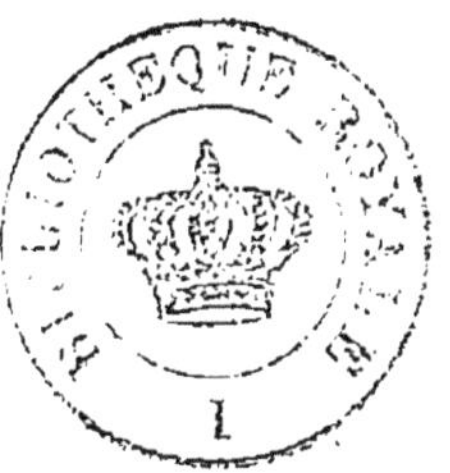

FIN.

Paris. — Imprimerie de A. APPERT, pass. du Caire, 54.

www.ingramcontent.com/pod-product-compliance
Ingram Content Group UK Ltd.
Pitfield, Milton Keynes, MK11 3LW, UK
UKHW020423220726
13923UKWH00005B/2114

9 782019 242879